AF305768

DES

DÉFORMATIONS DE LA MAIN

DANS LA

MALADIE DE PARKINSON

PAR

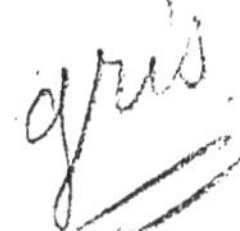

Jean-Emile SIOTIS

Docteur en médecine de la Faculté de Paris,
Ancien externe des hôpitaux de Paris,
Médaille de bronze de l'Assistance publique.

PARIS

A. PARENT, IMPRIMEUR DE LA FACULTÉ DE MÉDECINE

A. DAVY, Successeur

52, RUE MADAME ET RUE CORNEILLE, 3

1886

DES

DÉFORMATIONS DE LA MAIN

DANS LA

MALADIE DE PARKINSON

PAR

Jean-Emile SIOTIS

Docteur en médecine de la Faculté de Paris,
Ancien externe des hôpitaux de Paris,
Médaille de bronze de l'Assistance publique.

———

PARIS

A. PARENT, IMPRIMEUR DE LA FACULTÉ DE MÉDECINE

A. DAVY, Successeur

52, RUE MADAME ET RUE CORNEILLE, 3

—

1886

DES

DÉFORMATIONS DE LA MAIN

DANS LA

MALADIE DE PARKINSON

INTRODUCTION

Pendant notre dernière année d'externat, alors que nous avions l'honneur d'être l'élève de M. le professeur Damaschino, nous avons eu l'occasion d'observer quelques malades atteints de paralysie agitante.

A propos de ces malades, nous avons entendu maintes fois notre excellent maître insister sur les attitudes vicieuses que la raideur musculaire imprime au tronc et aux membres.

Et, en effet, avec le tremblement spécial qui a valu à la maladie de Parkinson l'un des noms sous lesquels elle est décrite, ces attitudes vicieuses, ces déformations constituent les deux grands symptômes qui caractérisent cette affection.

Bien plus, si dans nombre de cas, le tremblement est au début le symptôme dominant qui imprime à la maladie un caractère spécial, une valeur diagnostique considérable, dans une étape ultérieure plus ou moins rapide dans son évolution, il finit quelquefois par ne plus être appréciable, par disparaître complétement.

Et alors il ne reste plus que la raideur musculaire qui, peu à peu, vient bientôt, par les déformations et les attitudes vicieuses qu'elle produit, donner à l'affection une marche et une allure spéciales.

D'autre part, il existe des cas bien authentiques — et M. le professeur Charcot insiste notamment sur ce point dans ses leçons sur le système nerveux — où le tremblement, même dès le début, manque absolument. Et, dans ce cas, ce sont les phénomènes dus à la raideur musculaire qui occupent seuls la scène clinique.

En un mot, la raideur musculaire, si elle n'est pas fréquemment un phénomène de début, devient souvent, à une période plus ou moins précoce, la caractéristique essentielle de la maladie de Parkinson.

C'est elle qui vient donner au malade cette attitude spéciale caractéristique, que nous allons esquisser rapidement.

La face est immobile, comme recouverte d'un masque, le regard fixe donne à la figure une expression habituelle de tristesse, parfois d'hébétude. Le tronc est incliné en avant ou latéralement, la tête fléchie en avant ; les coudes se tiennent faiblement écartés du tronc, les avant-bras légèrement fléchis sur les bras ; les mains également fléchies reposent sur la ceinture. Les membres inférieurs quand ils en sont atteints peuvent simuler une paraplégie avec contracture. Les cuisses sont dans l'adduction et serrées l'une contre l'autre, les jambes sont à demi fléchies et les pieds raides étendus et dirigés en dedans.

C'est la raideur musculaire qui, bientôt, par suite de l'exagération de ces déformations variées, forcera le malade de garder le lit.

C'est, enfin, elle qui est la cause de ces crampes si douloureuses dont se plaignent les malades.

Ce sont ces différentes déformations que nous nous proposions de décrire ; mais d'une part l'étendue trop vaste de ce sujet, et des nécessités impérieuses d'une autre, nous ont contraint de n'aborder qu'un seul côté de la question.

Aussi nous ne nous occuperons ici que des déformations de la main dans la maladie de Parkinson.

Après quelques mots d'historique nous entreprendrons la description de ces déformations en y ajoutant les quelques observations que nous avons pu recueillir ; et dans une deuxième partie nous tâcherons de faire le diagnostic avec les déformations analogues que d'autres maladies produisent.

HISTORIQUE

Nous ne croyons pas nécessaire de faire un historique complet de la paralysie agitante, parce que nous ne nous occupons pas de la maladie en elle-même.

Mais nous pensons qu'il n'est pas sans intérêt, avant d'entrer dans le cœur même de notre sujet, de rappeler succinctement l'histoire de la maladie surtout au point de vue qui nous occupe.

C'est un fait connu de tout le monde que la paralysie agitante a été décrite pour la première fois en 1817 par un auteur Anglais, Parkinson, à propos d'un cas tiré de la clinique d'Oppolzer.

Cet auteur décrivit, sous le nom de Schaking Palsy, une affection inconnue jusqu'alors et caractérisée surtout par de la paralysie, de la tendance à la propulsion pendant la marche et par du tremblement dont l'intensité suit une marche progressive.

Parkinson avait déjà remarqué, selon M. le professeur Charcot que la tête est inclinée en avant, ce qui est dû à la rigidité des muscles antérieurs du cou. Depuis lors plusieurs auteurs se sont occupés de cette maladie. Et notamment Oppolzer, Elliotson, Marshal-Hall, Stokes, Graves et Rodd en Angleterre; Romberg, Harre, Blasius et Cohn en Allemagne. Mais tous ces travaux ne paraissent pas avoir ajouté grand'chose à la description quoique bien courte de Parkinson.

En France elle n'aurait été signalée, pour la première fois qu'en 1850 par M. le professeur Germain Sée dans son mémoire sur la chorée. Quelques années plus tard en 1859 Trousseau en faisait l'objet d'une clinique.

Mais il faut arriver jusqu'à 1861 pour trouver une description complète de la paralysie agitante. Pourtant, même dans cette description qui est due à MM. les professeurs Charcot et Vulpian, elle restait confondue avec la sclérose en plaques. Et ce n'est qu'en 1867 seulement que la séparation se fait entre ces deux affections par M. le professeur Charcot, dans la thèse d'Ordenstein. C'est encore à la même époque qu'on trouve dans les leçons cliniques sur le système nerveux de M. le professeur Charcot la première description des déformations produites par la rigidité musculaire.

« A la longue, dit-il, en raison de la rigidité permanente de certains muscles les mains offrent des déformations qu'il était bon de connaître, parce que, dans maintes circonstances, elles ont rendu le diagnostic difficile. La plupart du temps, le pouce et l'index sont allongés et rapprochés l'un de l'autre comme pour tenir une plume à écrire ; les doigts médiocrement inclinés vers la paume de la main, sont déviés en masse vers le bord cubital. Ils montrent en outre, dans leurs diverses articulations, une série de flexions et d'extensions alternatives, de manière à appeler jusqu'à s'y méprendre, certains types observés dans le rhumatisme chronique progressif. (Charcot, Leçons sur les maladies du système nerveux.)

Nous croyons inutile de multiplier les citations parce que tous les auteurs qui se sont depuis occupés de la paralysie agitante, empruntent à ce passage la description des déformations des mains.

D'autre part, dans les observations de paralysie agitante publiées jusqu'à maintenant on insiste fort peu sur ces déformations. Nous n'avons trouvé que ces quelques mots dans deux observations de la thèse de Caveleira.

« *Observation I.* — Les doigts sont fléchis à demi, les 4 derniers sont accolés l'un à l'autre, dans cette demi-flexion le pouce allongé appuie sur l'index, la disposition est la même des deux côtés »

« *Observation II.* — Les doigts d'une pièce, sont accolés les uns contre les autres et légèrement fléchis dans leur ensemble. Les pouces sont allongés, un peu écartés des autres doigts et comme raides. »

Dans trois observations de la thèse de Boucher publiée en 1877 on trouve des descriptions un peu plus complètes.

« *Observation II.* — Les mains étendues sur les avant-bras sont ramenées sur la région ombilicale, elles sont dans la demi-supination, inclinées en dedans, elles ont de petits mouvements de pronation. Leurs déformations sont caractéristiques. La

deuxième phalange du pouce appuie sur la phalangine de l'index ; une partie de la face palmaire de
ce dernier doigt recouvre une partie du médius imbriqué sur l'annulaire; l'auriculaire est déplacé en arrière du doigt adjacent. Les différents segments des
troisièmes et quatrièmes doigts décrivent des zigzags
latéraux. Le pouce est arqué, il a des mouvements
d'élévation et d'abaissement et le malade semble
écraser une prise de tabac. Les autres doigts et en
première ligne l'index et le médius oscillent d'avant
en arrière. »

« *Obervation III.* — Pris dans leur ensemble les
doigts sont légèrement fléchis, ramassés, la main
entière est inclinée vers le bord cubital. Toutes les
jointures son raides à des degrés différents, la roi-
deur prédomine à droite. »

« *Observation VIII.*— Le pouce légèrement inflé-
chi s'appuie d'habitude sur l'index ; les autres doigts
sont un peu fléchis et ramassés les uns contre les
autres, la disposition des mains est la même des
deux côtés. » Telle est la description qu'on trouve
dans cette observation prise en 1875.

Deux années plus tard en 1877 le même malade
présentait les déformations suivantes. « Main droite
— le pouce est fléchi, l'extrémité de sa deuxième
phalange est appliquée sur la face palmaire de la
phalangine de l'index ; le médius accolé à l'index
est imbriqué lui-même par l'annulaire qui recouvre
partiellement le petit doigt. La main ainsi que
l'avant-bras a un mouvement général de gauche a

droite. — Main gauche. Le pouce appuie sur l'index qui recouvre le médius imbriqué par l'annulaire ; l'auriculaire proémine fortement. »

Enfin c'est M. le professeur Damaschino qui, croyons-nous, le premier, dans ses leçons professées cette année à la Faculté, décrivit un des caractères spéciaux de la déformation de la main, à savoir l'aplatissement du pouce, que nous étudierons bientôt avec attention.

PREMIERE PARTIE

DESCRIPTION.

Par suite de la rigidité qui envahit les différents muscles de la main, celle-ci prend une attitude spéciale, qui dans la grande majorité des cas est la suivante : le métacarpe est en légère extension sur l'avant-bras, et la main se trouve dans une position intermédiaire entre la pronation et la supination, la face palmaire tournée vers l'axe du corps. Quand les avant-bras sont fléchis, ce qui est très commun, les mains sont ramenées vers la région ombilicale, l'une sur l'autre.

Les doigts de leur côté prennent différentes positions variant selon le degré de la raideur et selon les muscles qui en sont atteints.

C'est à ces positions des doigts que sont dues les déformations que nous allons essayer d'étudier en détail.

Dans un premier degré les positions qu'affectent les doigts ne sont pas fixes et par suite ils produisent plutôt des attitudes vicieuses, que des déformations proprement dites. Les doigts ont une tendance à prendre une position toujours la même que le malade peut à volonté faire varier. Mais sitôt que son attention cesse d'être portée à ce point, les doigts viennent inconsciemment reprendre leur position primitive. Et il n'est pas rare de voir des malades ne se doutant pas que leurs mains et leurs doigts n'ont pas une position naturelle, toute leur attention et leur préoccupation étant surtout portée vers le tremblement.

Dans un degré plus avancé de rigidité musculaire, la déformation devient permanente. Et, comme quelquefois, par suite de la persistance de la rétraction musculaire qui maintient les différents segments des doigts dans des positions anormales, il survient de légères subluxations des phalanges, la déformation primitive devient, en s'exagérant, de plus en plus persistante.

Dans ces degrés avancés de la maladie, ou plutôt de la rigidité des muscles du membre supérieur, on voit les déformations se faire et se maintenir sous deux formes principales. Une forme d'extension et une de flexion. Ces deux formes ne sont pas nettement séparées, mais s'associent entre elles, de différentes façons.

Une chose digne d'être notée, qu'on observe dans ces déformations, est la suivante. Chez certains malades, souffrant depuis nombre d'années de la maladie, et chez qui des raideurs musculaires très prononcées provoquent de notables déformations dans d'autres parties du corps les mains restent presque indemnes. Un exemple bien frappant de ce que nous venons d'avancer, est la malade très intéressante qui fait le sujet de l'observation n° 4. Chez cette malade, en effet, le corps est incurvé très notablement à droite, la tête est fléchie et maintenue solidement à cette position par suite de la rétraction des muscles antérieurs du cou, et pourtant les mains ne sont presque pas déformées. D'autres malades, au contraire, moins atteints quant aux autres systèmes musculaires, présentent au niveau des mains des déformations très avancées. Tel est le cas de la malade citée à l'observation n° 9. Quoi qu'il en soit, comme notre but consiste à étudier les déformations dé la main seulement, nous allons en commencer la description.

Quand la raideur musculaire, qui envahit les différents muscles des doigts, n'est pas bien prononcée, les déformations qu'elle produit ne sont pas permanentes. Et, ainsi que nous l'avons signalé en commençant, c'est une attitude anormale des doigts qui frappe l'œil de l'observateur, plutôt qu'une déformation proprement dite.

Les phalanges des quatre derniers doigts sont fléchies sur les métacarpiens et la flexion va en augmentant de l'index au petit doigt. Les deux autres phalanges sont en extension, quelquefois pourtant les dernières phalanges présentent un léger degré de flexion. Les doigts sont le plus souvent fortement accolés les uns aux autres, quelquefois même ils s'imbriquent et se recouvrent entre eux. Ce fait est surtout vrai pour les trois doigts du milieu, le médius recouvrant légèrement les deux autres. Le petit doigt n'est, en général, pas accolé à l'annulaire ; mais par suite de sa flexion beaucoup plus prononcée s'en trouve un peu plus éloigné et vient se cacher sous ce doigt. En même temps les doigts sont déviés en masse vers le bord cubital de la main ; cette déviation, quoique peu prononcée, n'en existe pas moins.

Le pouce se trouve en opposition et vient s'appliquer, par la face palmaire de sa dernière phalange, sur l'index, soit sur l'articulation de la phalangine avec la phalangette, soit sur la face antéro-externe de cette dernière, en affectant, ainsi, la position classique d'une main qui tient une plume à écrire. Par suite de son application continue sur l'index et par le mouvement incessant qu'il fait, le pouce présente un léger aplatissement.

Mais plus tard, quand la rétraction musculaire s'accentue, ces positions anormales s'exagérant, des déformations permanentes se produisent.

Dans ce cas les phalanges des quatre derniers doigts sont en flexion, beaucoup plus prononcée que précédemment, sur les métacarpiens ; et quelquefois même, mais bien rarement, il se fait une légère subluxation des phalanges en avant sur les têtes métacarpiennes qui font saillie sur le dos de la main. Les phalangines sont, de leur côté, en hyperextension, d'où résulte une nouvelle subluxation des phalangines sur les phalanges, beaucoup plus fréquente

celle ci, et alors la tête phalangienne fait une légère saillie sur le dos du doigt, tandis que la tête de
la deuxième phalange fait une petite saillie analogue du côté palmaire ; ces deux saillies font paraître
le doigt plus gros, comme noueux, au niveau de
l'articulation phalango-phalanginienne.

Les phalangettes sont fléchies sur les phalangines,
et souvent en subluxation, on a ainsi de nouveau
une petite saillie de la tête de la phalangette sur le
dos du doigt, qui fait à première vue supposer l'existence d'une nodosité à cette articulation.

Ces extensions et flexions alternatives par suite
des zigzags antéro-postérieurs qu'elles produisent,
donnent au doigt une forme en Z. Les doigts s'im-
briquant les uns les autres sont déviés en masse et
très manifestement vers le bord cubital de la main.
Dans un cas nous avons trouvé les troisièmes phalanges en extension sur les phalangines et par suite
le dos des doigts paraissait excavé à partir de la tête
métacarpienne.

« Chez certains malades parvenus à une phase
avancée de la maladie de Parkinson, alors que le
tremblement existe encore, quoique très atténué, et
que la contracture tend à devenir durable et à pro-
duire une déformation persistante de la main, on
voit se développer une déformation toute spéciale
du pouce. La phalange unguéale est en effet aplatie
d'avant en arrière surtout à son bord interne. Cet
aplatissement des parties molles qui résulte de la
pression du pouce contre l'index donne à cette pha-

lange unguéale un aspect tout spécial qui ne se rencontre dans aucune autre affection (1). « Nous venons de décrire par ces quelques mots la déformation qui se rencontre le plus souvent dans la paralysie agitante et qui est caractérisée par l'extension des doigts. Mais il existe un autre type de déformation, moins fréquent, et dans lequel c'est la flexion des doigts qui prédomine.

Les doigts dans ces cas sont plus ou moins fléchis dans la paume de la main, ils s'imbriquent les uns les autres, le petit doigt le plus souvent vient se cacher sous les autres doigts. Le pouce garde la même position que précédemment, c'est-à-dire qu'il est en opposition la deuxième phalange étendue et venant s'appliquer sur l'index. Il présente le même aplatissement antéro-postérieur que nous venons de décrire. Une fois seulement nous avons vu la deuxième phalange du pouce, qui était fléchie, venir se placer sous l'index. Les doigts sont en masse déviés vers le bord cubital.

Quelquefois, et cela se rencontre dans les deux formes que nous venons de décrire, les premières phalanges seules de tous les doigts sont déviées vers le bord cubital, tandis que les phalangines présentent une déviation en sens contraire ; cette deuxième déviation est peu prononcée en général et peu fréquente, c'est surtout le petit doigt et l'annulaire qui en sont le plus souvent le siège.

(1) Communication écrite de M. le professeur Damaschiuo.

Enfin on peut rencontrer à la même main quelques doigts en extension, tandis que d'autres sont en flexion.

Telles sont les déformations des mains qu'on observe dans la maladie de Parkinson. Avant de faire le diagnostic de ces déformations avec celles qui, présentant plus ou moins d'analogie avec elles, sont produites par des maladies différentes, nous croyons préférable de placer ici les observations que nous avons recueillies.

OBSERVATION I (inédite).

Hôpital Laënnec, service de M. le Dr Ferrand.

Salle Beau, n° 17. Trouil... (Marie), âgé de 67 ans, marchand des quatre-saisons.

Le tremblement existe depuis un an environ ; il a commencé par la jambe gauche, puis il s'est généralisé. A l'époque actuelle, le tremblement n'est pas très fort ; il cesse pendant le sommeil et quand le malade appuie ses mains sur un plan résistant. La face est sans expression, le regard fixe, la parole est difficilement articulée. La langue a des mouvements fibrillaires. Il n'accuse pas de douleurs aux membres ni de sentiment de chaleur excessive. La tête est légèrement fléchie, de même le tronc, et le malade, quand il est debout, reste un peu voûté. Pendant la marche il a de la tendance à accélérer ses mouvements, mais le mouvement d'antépulsion n'est pas très marqué. Les avant-bras sont très légèrement fléchis et les mains en extension sur l'avant-bras ; les doigts ont des mouvements incessants de va-et-vient. La déformation des mains est à peine indiquée. Le malade peut faire changer la position que ses doigts prennent inconsciemment, et il ne se doutait pas qu'ils affectent une position anomale.

Main droite. — Les quatre derniers doigts sont fléchis sur le métacarpe, mais leurs phalanges sont en extension entre elles ; ils sont en outre imperceptiblement déviés vers le bord cubital ; cette déviation est surtout prononcée pour l'index. Le pouce vient s'appliquer sur l'articulation de la phalangine et de la phalangette de l'index par la face palmaire de sa dernière phalange qui n'est pas aplatie.

Main gauche. — Les quatre derniers doigts sont accolés les uns aux autres ; le petit doigt est imbriqué par l'annulaire, et sa phalangette vient se cacher presque en entier sous celle de ce dernier. Les phalangettes sont très légèrement fléchies sur les phalangines qui sont étendues sur les phalanges ; ces dernières sont en flexion presque à angle droit sur les métacarpiens. Les quatre doigts sont déviés vers le bord cubital ; cette déviation, quoique très légère, est plus nette qu'à la main droite.

Le pouce est appliqué sur la face externe de l'index et présente peu d'aplatissement.

OBSERVATION II (inédite).

Hopital Lariboisière, service de M. le profess. Proust.

Salle St-Charles n° 7. Plum... (Eugène), ébéniste. Le début de la maladie a eu lieu il y a six ans, par

suite d'une grande frayeur que le malade a ressentie un
jour où il a été renversé par le passage d'une locomo-
tive à la gare Saint-Lazare. Il a perdu connaissance
sur le moment, et le lendemain il a commencé à avoir
un léger tremblement de la main droite. Au bout de
quelques semaines, le tremblement a cessé, mais,
quelque temps plus tard, il est revenu, suivi bientôt
du tremblement de la jambe droite. L'état du malade
est resté stationnaire pendant un an ou dix-huit mois,
et alors sa main gauche a commencé à trembler, et en
dernier lieu, quelques mois plus tard, le tremblement
a gagné le membre inférieur gauche; mais il a toujours été plus fort du côté droit. Ce tremblement n'est
pas très prononcé, et au moment où nous sommes
allé pour l'examiner, il était en train d'aider les in-
firmiers dans leur servive. Cependant, au dire du
malade, il y a des jours où le tremblement est beaucoup plus fort et l'incommode beaucoup.]

Le malade a le visage impassible d'un malade atteint de paralysie agitante, comme portant un masque.
La tête n'est pas fléchie; il a des mouvements fibrillaires de la langue et un léger embarras de la parole.
Il accuse des crampes aux membres inférieurs et supérieurs, mais moins fortes à ces derniers. Pas d'antépulsion. Il se plaint de la chaleur; il ne peut supporter les draps du lit. Le tremblement cesse pendant le
sommeil et pendant les mouvements volontaires.

Main droite. — Les premières phalanges des quatre
derniers doigts sont fléchies sur le métacarpe, les phalangines sont en extension et les phalangettes en un
léger degré de flexion, surtout celles de l'index et du
médius. Les trois doigts du milieu sont accolés les

uns aux autres, le petit doigt est beaucoup plus fléchi et reste éloigné de l'annulaire. Les doigs ne présentent pas de déviation vers le bord cubital.

Le pouce est en opposition et vient s'appliquer sur l'index ; il présente un aplatissement peu marqué.

Main gauche. — Cette main présente presque tout à fait les mêmes déformations. Les quatre doigts sont en flexion sur le métacarpe, leurs petites phalanges restant étendues les unes sur les autres. La flexion du petit doigt, plus prononcée, le maintient un peu éloigné de l'annulaire, tandis que les trois doigts du milieu sont accolés les uns aux autres.

Le pouce a de la tendance à s'appliquer à l'index, mais il ne le touche pas constamment, même quand l'attention du malade n'est pas portée à ce point.

OBSERVATION III (inédite).

Hospice de la Salpêtrière, service de M. le Professeur
Charcot.

(Cette observation a été recueillie par notre ami Berbez,
externe du service.)

Salle Rayer. Mme S. Bou. . (Marie), âgée de 76 ans. Mère morte à 56 ans d'une maladie qui a duré trois jours ; père mort jeune ; deux frères et quatre sœurs ; aujourd'hui il ne reste qu'une sœur. La malade a eu une forte santé quand elle était jeune, sauf un érysi-pèle ; on ne peut noter aucune maladie.

Grands chagrins de fortune et de famille, ménage malheureux ; établie fermière, cette femme a perdu toute sa fortune et a dû quitter la campagne. Elle

avait eu en plus une forte émotion à la mort d'un de
ses fils qui est mort écrasé par une voiture. A la perte
de ses espérances, ses enfants l'ont abandonnée, et
elle en a été extrêmement peinée.

Venue à Paris, elle s'est établie marchande des
quatre-saisons, et elle a beaucoup souffert et beaucoup
travaillé. Pituites habituelles.

Le début de la maladie actuelle aurait été précédé
par une douleur de tête de trois ou quatre mois. Jamais d'attaques, jamais de maladies de peau, pas de
sciatique ni de rhumatisme. Puis bientôt, il y a environ cinq ans, le tremblement a commencé dans le côté
gauche ; mais il n'y a guère que deux ans que le tremblement et la raideur ont été assez accentués pour que
la marche devienne très difficile. Depuis quatre mois,
la malade ne marche plus.

État actuel. — Face sans expression, yeux fixes, parole un peu embarrassée ; les mouvements de la langue
sont difficiles, léger tremblement de la lèvre inférieure ; raideur de la nuque.

Le bras gauche, qui est le plus atteint, est raide et
ne peut s'étendre au delà de 45° environ.

Main. — La déformation, qui n'est pas permanente,
est peu sensible ; l'attitude est ordinaire ; les doigts
sont en flexion sur le métacarpe, et la déviation vers
le bord cubital n'existe que pour l'index ; cette déviation est plus manifeste quand les doigts sont étendus,
mouvement qui se fait lentement, mais assez fortement. L'index roule toujours contre le pouce, et l'on
peut noter un peu d'aplatissement latéral. Le poignet
est raide. L'index est surtout animé de mouvements
qui déterminent presque une extension complète.

La jambe gauche est fléchie sur la cuisse, et la raideur est considérable; elle peut toutefois être vaincue.

Le pied n'est pas très déformé, mais il a complètement perdu les mouvements de latéralité. Quand la malade marche et qu'elle veut tourner, depuis longtemps déjà, elle est obligée de tourner la pointe de son pied avec un bâton; elle progresse du reste difficilement, et avec cette attitude de flexion généralisée qu'on trouve dans la maladie de Parkinson.

La main droite est presque saine; elle est peu déformée, et la malade fpeut manger, mais elle est un peu raide et les mouvements y sont difficiles. La jambe est également raide.

Le tremblement ne peut s'arrêter que pendant le sommeil, dans la main gauche. En appuyant sur un plan résistant, la main droite cesse de trembler. La tête ne tremble pas. Crises de tremblement très pénibles. Sensation de chaleur au lit; la face est toujours rouge et congestionnée. Le sommeil est bon, mais la malade rêve presque toujours, et assez souvent les rêves sont effrayants.

OBSERVATION IV (inédite).

Hopital Laënnec, service de M. le Prof. Damaschino.

Salle Monneret, n° 15. Grav ... (Amandine), âgée de 33 ans.

Le début remonte à 1880, par suite d'une grande frayeur (elle a été battue par son mari). Le tremblement a commencé par le bras gauche, puis le bras droit a été pris six mois après environ. La raideur a commencé à apparaître deux ans plus tard, raideur qui a envahi tous les membres et les muscles de la face. Tous les muscles de la face sont pris; la malade a, de plus, beaucoup de mal à s'exprimer; il y a une salivation continuelle, et la salive s'écoule sur les lèvres.

La raideur est très marquée dans les membres supérieurs; il n'existe, pour ainsi dire, pas de tremblement. La malade peut encore marcher, mais elle s'avance tout d'une pièce, la tête portée en avant, et son mouvement s'accélère. Il y a de l'antépulsion et de la rétropulsion. Tout le corps est incurvé à droite d'une façon très prononcée; la tête est fléchie en avant; raideur très grande de la nuque dans les mouvements imprimés. Le visage est sans aucune expression, les traits sont comme figés, les yeux fixes et atones. La parole est presque impossible, la bouche reste entr'ouverte et la salive s'écoule continuellement. La malade a, de plus, de temps en temps, des attaques apoplectiformes, caractérisées par un début soudain, perte de connaissance, quelques mouvements convulsifs, respiration stertoreuse, congestion de la face. La malade reste un ou deux jours dans un état presque comateux, puis elle se remet petit à petit, et le troisième ou quatrième jour il ne reste plus trace de la crise.

Main droite. — Les premières phalanges des quatre derniers doigts sont fléchies sur les métacarpiens, tandis que les phalangines et les phalangettes sont en extension, excepté celles du médius qui, étant fléchies, sont un peu recouvertes par les doigts adjacents. De même le petit doigt est placé derriere l'annulaire, dont il est assez éloigné. La face palmaire de la deuxième phalange du pouce vient s'appliquer sur l'index et présente un aplatissement très marqué.

Main gauche. — Les phalanges sont fléchies sur les métacarpiens ; la flexion est beaucoup plus prononcée pour celle du petit doigt qui n'est pas accolé à l'annulaire, les trois autres doigts sont accolés, et le médius recouvre légèrement l'index et l'annulaire. Le pouce vient s'appliquer sur la face antéro-latérale externe de l'index ; il est aplati et aminci vers le bord unguéal.

OBSERVATION V (inédite).

Hôpital Necker, service de M. le Professeur Potain.
Salle St-Jean n° 18.

M.... (Jean), âgé de 52 ans. Il y a quatre ans, il s'est blessé la main gauche dans une fabrique par une poulie de transmission ; depuis lors sa main gauche tremble toujours, quelques mois plus tard le membre inférieur gauche tremble aussi ; le côté droit reste indemne. Le tremblement cesse pendant le sommeil. La lèvre inférieure ainsi que la langue sont le siége d'un tremblement bien marqué. L'articulation de parole est très difficile. Mouvement d'antépulsion. Le malade se plaint de douleurs aux membres et de chaleur excessive. La main gauche seule présente de déformation ; la droite, qui du reste ne tremble pas, est tout à fait normale.

Les phalanges des quatre derniers doigts sont fléchies sur le métacarpe, les phalangines en exten-sion sur les phalanges et les phalangettes légèrement fléchies sur les phalangines ; les quatre doigts sont

en masse déviés vers le bord cubital de la main, mais
la déviation, quoique très nette, n'est pas très forte.
Le pouce fléchi sur le métacarpe vient s'appliquer sur
l'index comme pour tenir une plume à écrire et ne
présente pas d'aplatissement nettement marqué. Les
doigts sont raides, et si on leur fait changer de position ils reviennent presque aussitôt à leur position
primitive.

OBSERVATION VI (inédite).

Hôpital Laennec, service de M. le Professeur
Damaschino.

Salle Trousseau n⁰ 12. — Mug... (Louis), âgé de
47 ans.

Le malade raconte qu'il a pris part à la guerre
de 1870 ; il a été naturellement exposé au froid et à
l'humidité et, depuis lors, il souffre tous les hivers de
douleurs plus ou moins fortes, Il aurait eu, en outre,
deux attaques de rhumatisme articulaire aigu. Il a
commencé à trembler en 1881 par le pied droit,
mais bientôt le tremblement s'est généralisé. Le tremblement se compose d'un grand nombre de petites
oscillations et disparaît quand survient un mouvement volontaire. Les orteils oscillent constamment.
Les muscles de la face sont le siège de mouvements
fibrillaires. La face a de plus un tremblement spécial
du muscle, la houpe du menton, d'où le mouvement
de mastication qu'on observe et qui contraste avec
le reste de la physionomie qui est comme recouverte
d'un masque. La tête est dans la flexion en avant

et, si l'on cherche à la redresser, on trouve une résistance très forte. Les mouvements sont mal assurés, lents et incertains. La marche est facile, il y a de la rétropulsion, mais n'allant pas jusqu'à la chute. Réflexes rotuliens normaux. Depuis le mois de décembre 1885 il se plaint de douleurs aux membres. La chaleur lui est insupportable, il rejette les couvertures.

Main droite. — Les phalanges des quatre derniers doigts sont fléchies à angle presque droit sur les métacarpiens. Les phalangines de l'index, du médius et de l'annulaire sont en hyperextension, de sorte que le dos du doigt paraît excavé à ce niveau. Les dimensions de l'articulation phalango-phalanginienne sont accrues, mais les têtes phalangiennes ont leur volume normal, et cette augmentation est due à une légère subluxation des phalanges qui fait proéminer leurs têtes sur le dos et sur la paume du doigt. Les phalangettes de ces trois doigts sont fléchies à angle obtus, et leurs têtes proéminant un peu sur le dos du doigt font supposer l'existence de nodosité au niveau de la phalange unguéale. Les trois phalanges du petit doigt sont en flexion les unes sur les autres. L'index imbrique un peu le médius qui est accolé à l'annulaire ; le petit doigt est éloigné et ne touche pas l'annulaire ; le pouce est fléchi sur le métacarpe et vient s'appliquer par la face palmaire de sa deuxième phalange sur l'articulation de la deuxième avec la troisième phalange de l'index ; l'aplatissement de sa pulpe est très marqué.

Main gauche. — Les phalanges des quatre doigts sont beaucoup plus fléchies qu'à droite, tandis que l'extension des phalangines est beaucoup moins prononcée, assez pourtant pour faire paraître le dos du doigt légèrement excavé. Les phalangettes sont fléchies sur les phalangines et subluxées légèrement ; leurs têtes proéminent sur le dos du doigt. De sorte que le doigt présente une forme en zigzag quoique beaucoup moins nette qu'à droite ; les doigts sont accolés les uns aux autres ; le pouce est fortement appliqué sur l'index et présente un aplatissement très marqué des parties molles de sa deuxième phalange.

Les doigts des deux mains sont en masse déviés vers le bord cubital.

OBSERVATION VII (inédite).

Malade de la Consultation de M. le professeur Charcot.

Dov... (Lucien), 66 ans, journalier.

Le tremblement a commencé il y a trois ans par le bras gauche ; il a été précédé par des douleurs rhumatoïdes de l'épaule qui ont duré six à huit mois ; le tremblement peu à peu a gagné le membre inférieur gauche, puis les membres droits supérieur et inférieur ; la tête est un peu fléchie en avant, mais n'est pas solidement fixée à cette position ; le tronc est un peu voûté ; le visage sans expression, les yeux fixes, la physionomie recouverte d'un masque comme tous ceux atteints de la maladie de Parkinson ; mouvements de propulsion et de rétropulsion très nets. Les avant-bras sont fléchis un peu, les coudes se tiennent écartés du tronc et les mains, dans la demi-supination, sont le siège de petits mouvements oscillatoires ; le pouce, rapproché de l'index, roule continuellement sur ce doigt en imitant l'action de filer du coton, d'émietter du pain ; les déformations des mains sont très peu prononcées et ne sont pas permanentes.

Main gauche. — Doigts fléchis sur le métacarpe, les phalangines en extension tandis que les phalangettes sont légèrement fléchies sur elles, les doigts sont accolés les uns aux autres ; le pouce en opposition vient s'appliquer sur l'index.

Main droite. — Les doigts fléchis sur le métacarpe, mais leurs phalanges sont en extension, le pouce s'applique sur l'index et présente un aplatissement, mais très léger de la pulpe de sa phalange unguéale.

Il n'y a pas de déviation nette vers le bord cubital.

OBSERVATION VIII (inédite).

Hospice de la Salpêtrière, service de M. le professeur Charcot.

(Observation recueillie par mon excellent ami Berbez, externe du service).

Petite salle Rayer n° 9. — Duv..., âgée de 58 ans, couturière.

Père mort d'une pneumonie. Pas de renseignements sur sa famille du côté du père. Grand'mère maternelle morte à 86 ans ; elle était paralysée d'un côté du corps et ne pouvait parler depuis neuf ans. Grand-père maternel inconnu. Mère ayant eu des attaques de nerf dans sa jeunesse ; a commencé à trembler à 78 ans ; elle se plaignait d'avoir trop chaud ; elle est morte à 81 ans d'un érysipèle de la

face; la malade ne connaît dans sa famille aucun
aliéné ni aucun épileptique. Dans son enfance elle a
eu, dit-elle, une fièvre cérébrale qui a guéri. Réglée
à 14 ans, mariée à 18 ans, elle a eu, à 20 ans, un en-
fant qui est mort d'un catarrhe suffocant. A ce moment, survint sur les mains une sorte d'eczéma
composé de boutons rouges qui ne dépassèrent pas
le poignet; ils s'accompagnaient de démangeaisons
extrêmement vives. Cet état dura environ une année.
Dans le courant de cette année, elle eut, à propos
d'une grande frayeur causée par un orage, sa première attaque de nerfs. Ces attaques se renouvelèrent
dès lors à propos de toutes les émotions et surtout
pendant les orages; elles étaient précédées par une
sensation d'étouffement et des douleurs dans la tête.
A 28 ans est survenue une pleurésie dont la malade
a été très longtemps à guérir, et à propos de laquelle
les attaques ont un peu diminué.

Pendant toute la durée de sa vie, la malade a eu de
grands chagrins et de grandes émotions qui surve-
naient à propos de raisons insuffisantes et qui n'au-
raient rien déterminé chez un sujet non prédisposé;
elle a souffert presque toujours de migraines violentes
qui se terminaient par des vomissements; ces accidents se sont reproduits depuis l'âge de 14 ou 15 ans
jusqu'au début de la maladie actuelle; et elles ont
cédé complètement alors que les membres ont commencé à être le siège de fourmillements; les migraines revenaient tous les quinze jours à peu près
et donnaient la sensation d'une pression qui s'exerçait
sur les régions frontales; l'œil, en même temps, sem-
blait être tiré et il existait une forte douleur au fond

des orbites, mais sans vision lumineuse. Jamais de sciatique, de colique néphrétique, ni de graviers dans les urines ; les attaques de nerfs avaient diminué avec les progrès de l'âge ; elles étaient seulement moins fréquentes ; elles ont cessé complètement à dater du début du tremblement.

Il y a une dizaine d'années, sans raison aucune, sans attaque de rhumatisme, sans aucune frayeur et sans augmentation des chagrins réels ou imaginaires qui ont frappé cette malade dans le courant de sa vie, elle a vu son bras gauche devenir le siège de fourmillements, de picotements. Ces fourmillements, qui existaient dans le bras tout entier, à l exception de la main toutefois, ne se produisaient au début que pendant l'inaction ; aussitôt que la malade entreprenait un travail, ces accidents diminuaient peu à peu et finissaient par disparaître. Il en fut ainsi environ pendant deux ans, au bout duquel temps l'avant-bras commença à se fléchir sur le bras, en même temps que les doigts de la main commençaient à prendre la position de la main qui veut écrire ; puis deux ans après, c'est-à-dire quatre ans après le début, le tremblement survint.

La jambe gauche jusque-là était restée bonne et la malade pouvait faire de longues courses sans être incommodée ; mais bientôt, en même temps que le bras, cette jambe se raidit peu à peu, mais jamais elle ne fut le siège de picotements et de fourmillements comme le bras.

La jambe gauche est restée raide, mais sans trembler, jusqu'il y a environ deux ou trois ans. C'est seulement dans les trois années qui viennent de

s'écouler que la jambe gauche fut atteinte des sen-
sations de picotement qui semblaient se propager du
bras au membre inférieur.

État actuel. — Jusqu'à il y a huit jours, la position
verticale était possible et si la malade souffrait au
début, elle ne tardait pas à s'échauffer et la marche,
quoique difficile, restait possible. Maintenant il est
impossible à la malade de se lever elle-même.

Aspect. — Le corps tout entier est comme figé; tous
les muscles sont raidis ; la face présente cet air impassible qui tient à l'immobilité des muscles. Les plis du
front ne sont pas très accentués ; ils sont peu pro-
fonds, mais absolument invariables. Les muscles sour-
ciliers; contracturés constamment, donnent à la face
l'expression de la douleur. Les yeux sont fixes et ne
peuvent se mouvoir qu'avec peine ; la paupière ne
cligne jamais ; les zygomatiques sont immobiles. Le
muscles du cou, qui sont épargnés d'ordinaire, sont
absolument immobilisés ; le sterno-mastoïdien et le
trapèze dessinent de la façon la plus nette le triangle
sus claviculaire ; le muscle omo-hyoïdien divise le
triangle en deux ; tous les muscles latéraux du cou,
tels que les scalènes, splénius, etc., prennent l'aspect d'une masse dure et homogène.

Le tremblement est généralisé aujourd'hui et ne
cesse que pendant le sommeil ; la tête offre un tremblement communiqué par celui des membres : mais
dans la face on voit trembler la mâchoire inférieure
avec la lèvre inférieure, le tremblement s'éxagérant
beaucoup par l'émotion. Autrefois la malade pouvait
le calmer en introduisant un objet dans la bouche de
façon à amener les deux mâchoires au contact. Aujour-

d'hui, il y a comme des crises de tremblement pendant lesquelles la mâchoire inférieure commmence
à battre beaucoup plus fort qu'à l'ordinaire ; les deux
arcades dentaires s'entrechoquent violemment, et en
même temps se produit une sorte de spasme expira-
toire ; l'air passant entre les lèvres qui s'ouvrent et
se ferment très vite donne lieu à l'émission de syllabes
qui nécessitent l'usage des lèvres, telles que mam,
mam.

Les bras, pendant cette petite crise, qui dure environ
dix minutes et survient le plus souvent la nuit, sont
agités comme frénétiquement, et la douleur que ressent
habituellement la malade dans l'épaule devient une
véritable douleur angoissante qui se communique à
toute la moitié gauche du corps avec beaucoup plus
d'intensité.

Pendant la crise la malade pleure, est agitée par
des émotions tristes, croit qu'elle va mourir. Le tremblement atteint aussi les bras et présente de grandes
oscillations plus marquées à la main gauche ; il présente des paroxysmes coïncidant avec les émotions.
La jambe gauche tremble seule, la jambe droite est
raide et fléchie sur la cuisse. Les avant-bras sont
raidis en flexion sur les bras.

Déformation des mains. — Plus marquée du côté
gauche, où la maladie a débuté. La main est immobi-
lisée dans la flexion ; aucun mouvement n'est resté
possible; le tremblement est général, car les doigts
ne se séparent plus l'un de l'autre et sont comme collés.
Leur axe est très nettement incliné vers le cubitus;
les doigts sont pliés vers la paume de la main et toutes
les phalanges sont parallèlement fléchies. L'index se

frotte constamment contre la face externe du pouce, qui est aplati d'une façon manifeste ; ce point de frottement est le siège d'une sorte de rougeur érythémateuse. On a affaire là à une véritable contracture en flexion, quoique les doigts n'arrivent pas jusqu'au contact de la paume de la main,

Déformation beaucoup moindre à la main droite, que la malade peut encore étendre assez facilement. On note toutefois, comme à gauche du reste, une incurvation notable avec concavité dirigée en haut et en avant. Les articulations métacarpo-phalangiennes sont noueuses, augmentées de volume, peut-être par suite de l'amaigrissement de la main, dont les muscles interosseux dorsaux sont très diminués de volume et laissent presque un vide à leur place.

Observation IX (inédite).
Hospice de Bicêtre, service de M. le Dr Moizard.

Salle Perdiguier, n° 17. Méch... (Charles), âgé de 60 ans.

La mère est morte jeune d'une maladie aiguë ; son père est resté paralysé pendant de longues années. Il croit savoir qu'un de ses oncles paternels était épileptique. Lui a toujours été très timide, s'effrayant facilement et très susceptible : il avait peur des orages. Il y a huit ans. il a fait une chute d'un escalier de 33 marches. Il n'a eu que quelques contusions, mais il a été très effrayé, surtout parce que l'escalier était très haut, et il insiste sur ce fait qu'il avait trente-trois marches. Quelques jours après cette chute, son bras gauche s'est mis à trembler légèrement ; le tremblement cessait pendant les mouvements et même il pouvait le faire cesser, dit-il, avec un peu de volonté. Mais peu à peu il est devenu plus fort et se généralisait en même temps. A l'époque actuelle, les deux bras sont en flexion, les coudes écartés du tronc, et les mains, appuyant sur la ceinture, sont le siège d'un petit tremblement oscillatoire. Les doigts ont de petits mouvements incessants, et le pouce roule continuellement sur l'index; les pieds présentent un tremblement bien fort, et quand le malade est assis, les pieds appuyant par terre, les talons se relèvent et reviennent frapper contre le sol, et cela très rapidement. Le corps n'est presque pas courbé en avant; la tête, légèrement inclinée, est maintenue raide dans cette position. La face est impassible, les yeux fixes, les traits immobiles. Quand il se met à marcher, son mouvement s'accélère de plus en plus, et il tomberait s'il ne trouvait un plan résistant pour s'arrêter; si, pendant qu'il marche en avant, on le tire en arrière par sa blouse, le même mouvement accéléré se fait en sens inverse. Il ne souffre pas beaucoup de douleurs dans les jambes ni dans les mains, mais il se plaint beaucoup de la chaleur. « La chaleur m'est très contraire, dit-il. » Il a un léger embarras de la parole.

Main gauche. — Les phalanges des quatre derniers doigts sont fléchies sur les métacarpiens avec un léger degré de subluxation faisant proéminer les têtes métacarpiennes sur le dos de la main; les phalangines sont en hyperextension sur les phalanges, et les phalangettes sur les phalangines; de sorte que les doigts présentent une concavité très marquée à leur face dorsale. La phalangette de l'index pourtant est fléchie sur la phalangine. Les doigts sont accolés les uns aux autres et fortement déviés vers le bord cubital. Le pouce s'applique sur l'index et présente un léger aplatissement des parties molles de la deuxième phalange.

Main droite. — Les quatre phalanges sont fléchies sur le métacarpe ; la flexion va en s'accentuant de l'index à l'auriculaire ; les phalangines sont en hyperextension sur les phalanges et l'articulation phalangophalanginienne paraît noueuse, augmentée de volume par suite de la proéminence des têtes phalangiennes. Les phalangettes sont fléchies sur les phalangines et les doigts présentent ainsi une courbure en *S* italique. Le médius recouvre un peu l'index et l'annulaire, et ce dernier est accolé au petit doigt. Le pouce, dont la dernière phalange est légèrement fléchie, vient s'appliquer sur la face externe de la phalangine de l'index en empiétant un peu sur le dos de ce doigt. La phalange unguéale est très nettement aplatie d'avant en arrière, surtout vers son bord interne.

Observation X (inédite).

Hospice de Bicêtre, service M. le Dr Moizard.

Salle Perdiguier nᵒ 31. L..., (Jean), âgé de 59 ans, potier. Ce malade appartient à une famille de nerveux ; un de ses cousins paternels est mort aliéné et un autre de ses parents est ou était épileptique. Sa mère avait de fréquentes attaques de nerfs et lui-même était très excitable. Il se mettait très souvent en colère, dit-il, et dans cet état il perdait l'usage de la parole. Il était, parait-il, en butte aux railleries de ces camarades et comme il est petit et faible, ne pouvant pas se venger, il concentrait sa colère comme il dit. Un jour, il y a trois ans, à la suite d'une très violente dispute dans laquelle il se voyait le plus faible, il a commencé à trembler des deux jambes et bientôt il est tombé par terre sans qu'il soit poussé par personne. Le tremblement a cessé bientôt. Mais le lendemain le tremblement des deux jambes s'est de nouveau manifesté, puis quelques semaines plus tard il a fini par se généraliser. Le malade a le tronc extrêmement fléchi il est presque plié en deux et la tête vient s'approcher de ses genoux. Il ne peut que très difficilement se tenir debout parce qu'il a de la tendance à tomber en arrière. La figure est impassible, sans expression, le tremblement est peu prononcé, il a beaucoup diminué depuis un an. Il dit ressentir des douleurs très fortes aux membres inférieurs, la chaleur l'incommode beaucoup, il ne peut supporter les couvertures; du reste, il éprouve un besoin incessant de changer de position. Les bras sont fléchis, les coudes un peu écartés du tronc et les mains sont ramenées vers la région ombilicale.

Main droite. — Les phalanges des quatre derniers doigts sont fléchies sur les métacarpiens, tandis que les deuxièmes phalanges sont étendues sur les premières, et les phalangettes sont légèrement fléchies sur les phalangines. Les doigts sont déviés en masse vers le bord cubital, mais pas au même degré. Ainsi l'index, qui est dévié fortement, vient se placer sous le médius dont la déviation est moins prononcée. L'annulaire et le petit doigt sont accolés et déviés par leurs premières phalanges vers le bord cubital de la main, tandis que leurs phalangines sont déviées en sens in-

verse, de sorte que la phalangette de l'annulaire est
recouverte par le médius et vient s'accoler fortement
à l'index. De cette façon le bord cubital de la main
présente deux courbures se continuant, l'une en concavité interne qui correspond à l'articulation métacarpo-phalangienne et l'autre à concavité externe et
qui correspond aux articulationx de la première avec la
deuxième phalange. Le pouce est fortement appliqué
sur la face externe de l'index et présente un aplatissement antéro-postérieur de sa pulpe; cet aplatissement
est surtout marqué vers son bord interne.

Main gauche. — Les phalanges sont plus fortement
fléchies et les têtes métacarpiennes font une légère
saillie sur le dos de la main. Les phalangines sont en
hyperextension et l'articulation paraît plus grosse
par suite de la double proéminence des têtes phalangiennes. Les phalangettes sont fortement fléchies sur
les phalangines. Les quatre doigts sont très nettement déviés vers le bord cubital. Les trois doigts du
milieu sont fortement accolés les uns contre les autres
et le médius recouvre la face dorsale des deux autres.
L'auriculaire est éloigné du quatrième doigt par suite
de sa flexion qui est plus grande. Le pouce est appliqué sur la face antéro-latérale de la phalangine de
l'index et présente un aplatissement très marqué.

OBSERVATION XI. (inédite).

Hospice de Bicêtre, service de M. le Dr Moizard.

Salle Denis-Papin, n° 19. Le..., Edouard, âgé de
47 ans, garçon de magasin.

Pas d'antécédents héréditaires. Lui-même n'accuse

aucune maladie antérieure, si ce n'est quelques petites indispositions dans son enfance, du reste il laisse beaucoup à désirer au point de vue de son développement intellectuel et c'est avec grand'peine qu'on peut obtenir des renseignements. Il attribue le début de sa maladie à une grande peur qu'un tramway, en le renversant, lui provoqua. Il est malade depuis 1880 et le tremblement aurait commencé par le bras droit, puis il s'est généralisé, mais nous ne pouvons obtenir du malade la marche qu'il a suivi. Quoi qu'il en soit, à l'époque actuelle, le malade se présente à nous avec les caractères suivants : La tête est fléchie et maintenue à cette position par la rétraction des muscles antérieurs du cou. Le tronc présente une courbure assez prononcée à concavité gauche. La figure est sans aucune expression, les traits immobiles et les yeux fixes et grands ouverts, expriment l'étonnement, la terreur. La langue est le siège de mouvements fibrillaires. Le tremblement n'existe pour ainsi dire pas aux membres. On peut le faire paraître quand on fait faire au malade une action qui le fatigue ; en lui faisant fortement serrer la main, par exemple, on voit bientôt après les doigts décrire de petites oscillations et le pouce rouler sur l'index. La station debout est très difficile et surtout la marche, à peine va-t il faire un mouvement qu'il risque de tomber en avant, en arrière ou de côté. Et pourtant, en s'aidant de son bâton il peut se promener dans les cours de l'hospice.

Main droite. Les doigts sont fléchis vers la paume de la main, et maintenus fixes dans cette position ; si on les étend, ce qu'on obtient un peu difficilement, ils reviennent de suite à la position qu'ils occupaient auparavant. Pas de déviation manifeste vers le bord cubital. Le pouce vient s'appliquer sur l'index et présente un aplatissement très marqué de ses parties molles.

Main gauche. L'index, l'annulaire et le petit doigt sont fléchis tandis que le médius, fléchi sur le métacarpe est étendu et excavé du côté dorsal à l'articulation phalango-phalanginienne. Les doigts sont en masse déviés vers le bord cubital. Le pouce est aplati et s'applique sur l'index.

Observation XI (inédite).

Hospice de la Salpêtrière, service de M. le professeur Charcot.

(Observation due à l'obligeance de mon ami Berbez externe du service.)

Salle Rayer, n° 4. F..., (Stéphanie), 57 ans, lingère.

Le père de la malade a eu à 72 ans une congestion cérébrale avec délire, mort après trois semaines de maladie. Migraines revenant deux fois par semaine. Mère morte d'une suite de couches. Une sœur religieuse est morte d'une attaque d'apoplexie. Une autre atteinte de fièvre typhoïde, est tombée d'un toit où elle était montée dans un accès de délire. Une sœur a une maladie de cœur, éblouissements, vertiges.

Antecédents personnels. — Jamais d'attaques de nerfs autrefois; cependant aux moindres nouvelles elle avait des crises de larmes. Migraines qui revenaient surtout au moment des époques; parfois elles étaient suivies de vomissement. Ces migraines tenaient la moitié du front d'un côté ou de l'autre.

En 1869, psoriasis dans le dos et sur la poitrine ; cette affection de la peau a duré deux mois. En 1880, deux plaques d'eczéma (?) à la face interne des cuisses. S'est toujours fait des chagrins imaginaires, a toujours vu la vie en noir ; mais on ne trouve dans sa vie aucun chagrin sérieux.

Le début de la maladie date de 1879 ; la malade a eu grand froid pendant cet hiver, et a souffert de douleurs articulaires plutôt chroniques qu'aiguës, car le séjour au lit a pu être évité. A la suite d'une sortie où elle eut un grand froid, commença un tremblement général qui dura deux ou trois heures et qu'on ne put calmer, mais cessa de lui-même. Ce tremblement fut intermittent au début, puis s'installa d'une façon constante. Au mois de mai 1880, la raideur avait fait assez de progrès pour que tout travail de couture fut devenu impossible. La marche en même temps devint progressivement difficile, et enfin presque impossible ; difficulté pour tourner en marchant et aller dans le sens opposé. Deux ans après l'invasion, la tête est devenue raide et trois ans après le tremblement était général. En 1884, la marche était impossible et la déformation des mains était très accentuée.

État actuel. — Aspect placide du visage. Fixité du regard, qu'on lui a fait remarquer depuis très longtemps. Plis du front (muscle sourcilier) presque immobiles. Le sourire est difficile et se produit lentement. La langue est très mobile et la parole n'est nullement altérée ; les lèvres ne laissent échapper ni la salive ni les aliments. Les yeux se meuvent difficilement. Le bras gauche est le plus atteint, les mouvements de l'épaule sont impossibles ; l'avant-bras, dans une attitude habituellement fléchie, peut toutefois s'étendre, mais lentement, et cet effort ne peut déterminer une extension complète. A droite, l'attitude est la même, mais quelques mouvements sont restés possibles et qui ne le sont plus à gauche depuis longtemps.

Les jambes sont presque toujours fléchies à 45ᵉ degré sur la cuisse, la droite peut seule s'étendre ; la raideur toutefois n'est pas absolument fixe comme au membre supérieur, on peut l'étendre sans trop de peine. Le pied gauche est déformé ; le gros orteil surtout est dévié vers le bord externe du pied. Tremblement continuel, mais plus accentué à gauche ; il persiste même au repos, mais augmente beaucoup par les mouvements volontaires ; ceux-ci sont limités même par la tentative de remuer le membre qui s'accompagne d'un tel tremblement que cette tentative doit être cessée immédiatement. Le pied gauche tremble facilement quand il est dans une fausse position. Sommeil toujours troublé par des rêves effrayants, mais pendant lequel le tremblement cesse. Douleur dans la partie postérieure de la cuisse. Pas d'eschares malgré le décubitus prolongé. Sensation de chaleur au lit ; la malade ne peut endurer qu'un drap.

DÉFORMATIONS DES MAINS. *Main droite.* — L'attitude générale est la flexion, les doigts sont déviés en masse vers le bord cubital, la flexion est variable pour chaque doigt ; l'index est dans une attitude intermédiaire à la flexion et à l'extension ; le médius a la première phalange parallèle à celle de l'index, mais la deuxième est un peu plus fléchie, enfin la troisième est en extension sur la seconde. L'annulaire a sa première phalange fortement fléchie, puis la deuxième et la troisième sont en extension formant ainsi une ligne concave du côté du dos des doigts. L'auriculaire est tout à fait fléchi, sauf la dernière phalange qui est étendue. La face dorsale des métacarpiens décrit une courbure analogue à celle de l'annulaire. Quelques mouvements restent possibles quand on presse les tendons des poignets. Toutes les jointures sont raides. Le pouce est fléchi dans la paume de la main un peu aplati.

Main gauche. — Beaucoup plus déformée. Le pouce a la première phalange fléchie et la deuxième étendue, celle-ci présente un aplatissement des parties molles surtout vers son bord interne. L'index est étendu et les deux dernières phalanges sont très amincies ; les trois autres doigts ont leur axe incliné vers le cubitus, et tous les trois sont fortement fléchis dans la paume de la main. Le dos de la main est concave. Mouvements impossibles tout à fait.

OBSERVATION XIII (inédite).

Hospice de Bicêtre, service de M. le Dʳ Moizard.

Salle Denis-Papin, nº 4 Nic... (Antoine), 38 ans, cocher. Le début a eu lieu il y a quatre ans après une chute de cheval. Le tremblement a commencé par la main droite, maintenant il est généralisé et très prononcé. Le malade est très courbé en avant, la tête fléchie sur le cou ; les bras rapprochés du tronc, les avant-bras sont fléchis à angle droit et les mains viennent se croiser devant la poitrine, la droite recouvrant la gauche ; si on veut les changer de position, on ressent une grande résistance et de suite elles reviennent à leur position primitive avec une exagération énorme du tremblement. La marche et la station debout sont complètement impossibles. Le malade se plaint de crampes et de douleurs atroces surtout dans les mains. La figure est comme recouverte d'un masque, les yeux fixes, atones.

Main droite. — Les phalanges sont fléchies sur les métacarpiens qui font une saillie considérable sur le dos de la main, la flexion du petit doigt est plus forte. Les phalangines sont en hyperextension sur les phalanges et les phalangettes fléchies sur les phalangines, de sorte que les doigts présentent deux courbures, une plus grande à concavité regardant vers le dos du doigt qui correspond à l'articulation de la première avec la deuxième phalange et une plus petite à concavité tournée vers la face palmaire des doigts et qui correspond à l'articulation de la phalangine avec la phalangette. Les doigts sont déviés en masse vers le bord cubital de la main. Ils s'imbriquent entre eux, ainsi le médius recouvre l'index et l'annulaire qui se touchent par leurs phalangettes. L'annulaire de son côté recouvre la phalangette du petit doigt. Le pouce appliqué sur l'index présente un aplatissement considérable de la partie palmaire de sa phalange unguéale.

Main gauche. — Tous les doigts sont dans une forte flexion dans la paume de la main qui se tient fortement fermée. Les doigts sont déviés en masse vers le bord cubital de la main. Les deux dernières phalanges de l'annulaire et du petit doigt présentent une nouvelle déviation vers le bord radial et viennent se placer derrière le médius et l'index. Le pouce est en flexion et sa deuxième phalange vient se cacher dans la paume de la main ; si on veut le retirer et le placer dans la position habituelle, il fait quelques oscillations et d'un coup, comme mu par un ressort, il revient à sa position primitive. Cette deuxième phalange du pouce ne serait ainsi fléchie que depuis un an. Du reste, les parties molles de cette phalange sont très manifestement aplaties d'avant en arrière, surtout vers le bord interne, ce qui montre l'exactitude de cette affirmation.

DEUXIEME PARTIE

DIAGNOSTIC

Nous allons passer en revue les différentes déformations des mains qui présentent, avec celles que nous venons de décrire, une ressemblance plus ou moins grande.

En première ligne viennent les déformations produites par le rhumatisme chronique progressif, c'est avec celles-là surtout que nous aurons à faire le diagnostic; puis viennent celles produites par les contractures musculaires qui surviennent chez les hémiplégiques et chez les hystériques.

Quant aux autres déformations, nous en ferons une description sommaire, qui seule suffira à montrer les différences qui les séparent et poser le diagnostic.

Rhumatisme chronique progressif. — Voilà la description des déformations des mains qu'on rencontre dans cette maladie et que nous empruntons textuellement à M. le professeur Charcot.

« *Premier type*. — C'est celui qu'on rencontre le plus souvent, il est caractérisé :

1° Par la flexion a angle obtus, droit, ou même aigu de la phalangette sur la phalangine ;

2° Par l'extension de la phalangine sur la phalange ;

3° Par la flexion de la phalange sur la tête des métacarpiens :

4° Par la flexion à angle moins obtus, des métacarpiens et du carpe sur les os de l'avant-bras ;

5° Dans un grand nombre de ces cas il existe une inclinaison en masse de toutes les phalanges vers le bord cubital de la main et puis une déviation en sens inverse des phalangines sur les phalanges. La première de ces deux lésions est souvent l'une de des premières déformations, qui signalent le début de la maladie.

« Ce type peut offrir deux variétés. Dans la première, la plupart des caractères que nous avons décrits sont conservés ; seulement la phalangine et la phalange sont sur le même axe, et forment une seule colonne.

« Dans la seconde, on voit manquer la flexion de la phalangine et alors le dos de la main paraît excavé à partir de la tête saillante des métacarpiens.

« *Second type.* — Il est caractérisé :

« 1° Par l'extension de la phalangette sur la phalangine ;

« 2° Par la flexion des phalangines sur les phalanges ;

« 3° Par l'extension des phalanges sur les têtes des métacarpiens ;

« 4° Par une flexion plus ou moins prononcée du carpe sur les os de l'avant-bras ;

« 5° Dans certains cas existe une déviation en masse des phalanges, qui se portent visiblement vers le bord cubital de la main.

« Ce type peut offrir comme le précédent deux variétés ;

« Dans la première il y a flexion de toutes les articulations de la main les unes sur les autres, de manière à constituer une sorte d'enroulement.

« Dans la seconde on retrouve les mêmes caractères, mais il y a en outre extension des phalangines sur les phalanges.

« Nous ne nous sommes occupés jusqu'ici que des déviations des doigts de la main, que devient le pouce ?

« C'est ici, comme ailleurs, l'articulation métacarpo-phalangienne qui se trouve surtout altérée. La première phalange du pouce est le plus souvent maintenue dans la flexion, quelquefois dans l'extension. » (Charcot. Leçons cliniques sur les maladies des vieillards et les maladies chroniques.)

Comme on le voit par cette description, les analogies que présentent ces déformations avec celles observées dans la maladie de Parkinson sont très grandes et la confusion est possible. Quelquefois, dans le rhumatisme chronique, on trouve d'autres symptômes qui faliciteront le diagnostic ; ce sont la symétrie des lésions, les craquements et les ankyloses des articulations qui n'existent pas dans la paralysie agitante ; tandis que dans les déformations qu'elle produit, on trouve l'aplatissement antéro-postérieur des parties molles de la deuxième phalange du pouce. Cet aplatissement existe toujours dans les cas de déformations qui ressemblent à celles du rhumatisme chronique et est vraiment caractéristique de la maladie de Parkinson.

Mais ce qui est plus difficile, c'est de faire la part qui revient au rhumatisme chronique et celle qu'a prise la paralysie agitante pour la production de ces déformations ; dans les cas ou les deux maladies coexistent, c'est surtout par la rigidité des jointures qu'on tâchera de faire la distinction.

La *goutte* présente le même genre de déformations, mais ces déviations sont moins régulières et plus rares ; mais l'existence de dépôts tophacés autour des articulations les fera facilement reconnaître.

Contractures hémiplégiques. — Dans la période tardive de l'hémorrhagie cérébrale surviennent des contractures musculaires, qui entraînent des déformations particulières ; le type général de ces déformations est la flexion. La main fléchie et inclinée vers le bord cubital, les doigts sont plus ou moins fortement fléchis dans la pomme de la main ; en général, le pouce est étendu et les autres doigts sont de plus en plus fléchis à mesure qu'on s'approche du petit doigt. Ces déformations présentent une ressemblance avec les cas dans lesquels la flexion prédomine. Mais la confusion n'est pas facile, car, outre l'aspect général du malade, il y a une régularité dans la flexion des doigts, un état de contracture considérable et absence de l'aplatissement du pouce.

Contractures hystériques. — Les contractures revêtent deux formes principales. Dans la première de ces formes, la main est fortement fléchie à angle droit sur l'avant-bras ; les doigts sont aussi énergiquement fléchis sur la paume de la main, et le plus souvent le pouce est, dans l'adduction, recouvert par les autres doigts. Dans la deuxième forme, la main est un peu fléchie le long du bras et dans la pronation forcée, de telle sorte que la paume regarde directement en dehors et un peu en haut ; les doigts sont eux-mêmes fléchis legèrement dans la paume de la main. Ici nous faisons les mêmes remarques que précédemment.

Il nous reste à passer en revue certaines déformations de la main qu'on rencontre dans différentes maladies, mais qui ne présentent que des ressemblances lointaines avec les déformations que nous avons décrites. La description de ces déformations suffira pour établir le diagnostic.

Pour la plus grande partie des descriptions qui vont suivre nous ne ferons que résumer celles données dans la thèse de Meillet.

Nodosités d'Heberden. — Ce sont de petits nodules du volume d'un petit pois environ qu'on rencontre au niveau des articulations des phalangettes qui le plus souvent sont déviées d'un côté ou de l'autre.

Nodosités de Bouchard. — C'est une déformation siégeant au niveau de l'articulation phalango-phalangienne qui est élargie transversalement et qui ont été décrites par M. le professeur Bouchard comme étant un des signes de la dilatation stomacale.

Tétanie. — Voilà les déformations qu'on observe dans cette maladie d'après Trousseau : « Aux extrémités supérieures le pouce est énergiquement entraîné dans l'adduction forcée ; les doigts, serrés les uns contre les autres, se fléchissent à demi sur lui ; le mouvement de flexion ne s'opérant ordinairement que dans l'articulation métacarpo-phalangienne, la main, dont la paume se creuse par le rapprochement de ses deux bords externe et interne, affecte alors la forme d'un cône, ou mieux celle que prend la main de l'accoucheur lorsqu'il veut l'introduire dans le vagin. D'autres fois l'index, plus fortement fléchi que les autres doigts, se place en partie sous eux, ou encore le pouce plié dans la paume de la main est recouvert par les doigts pliés eux-mêmes si fortement que les ongles s'impriment sur la peau, tellement serrés les uns contre les autres, que, dans une observation rapportée par M. Hérard, de véritables eschares furent la conséquence de cette compression longtemps prolongée. La convulsion peut n'affecter que le pouce, ce qui est rare, mais elle peut gagner le poignet. »

Paralysie saturnine. — La face palmaire de la

main est excavée, tandis que la face dorsale est devenue convexe ; et cet état est plus prononcé à la partie moyenne de la région carpo-métacarpienne. Quelquefois il y a gonflement du dos de la main. Les doigts sont fléchis à angle droit dans leurs articulations métacarpo-phalangiennes ; fortement fléchis aussi dans l'articulation de la première avec la deuxième phalange ; mais la dernière phalange est à peine inclinée sur la troisième et dans les efforts de flexion ne se fléchit pas davantage.

Rétraction palmaire. — La première phalange de chaque doigt se fléchit sur le métacarpien correspondant et forme avec lui un angle obtus : mais la flexion est surtout prononcée pour la deuxième phalange qui forme avec la première un angle droit ; la troisième est ordinairement dans l'inclinaison normale sur la seconde. Quand tous les doigts sont rétractés, la paume est déformée ; c'est un plancher inextensible, semé de callosités douloureuses à la pression, adhérentes au tissu sous-jacent.

Paralysie du radial. — L'avant-bras est fléchi ; la main est à angle droit sur l'avant-bras et en pronation ; les doigts sont fléchis dans l'intérieur de la main, et le malade ne peut redresser ni la main, ni les doigts.

Paralysie du médian. — Dans ce cas, on a ce qu'on a appelé la main de singe et qui consiste dans l'attitude suivante prise par les doigts. Les deuxième et troisième phalanges sont en extension sur la première qui est fléchie sur le métacarpe. En même temps le premier métacarpien se place sur le plan du deuxième. Le pouce se trouve ainsi sur la même ligne que les autres doigts et serré contre eux.

Enfin nous croyons inutile de décrire d'autres déformations de la main qui n'ont aucune ressemblance avec celles qui nous occupent, et dont, par suite, le diagnostic s'impose. Telles sont par exemple, la griffe des interosseux dans l'atrophie musculaire progressive ; la main de prédicateur dans la pachyméningite cervicale hypertrophique, la main hippocratique, ainsi que les déformations produites dans la lèpre et la sclérodermie.

CONCLUSIONS

1° La raideur musculaire, dans la maladie de Parkinson, envahissant les muscles de la main produit peu à peu des déformations caractéristiques.

2° Dans ces déformations le pouce, par suite de son application prolongée sur l'index, présente un aplatissement, d'avant en arrière, plus prononcé en dedans, des parties molles de sa phalange unguéale, qui ne se rencontre dans aucune autre déformation.

3° Les déformations qui ressemblent le plus à celles produites par la maladie de Parkinson sont, en première ligne, les déformations produites par le rhumatisme chronique progressif et en deuxième les contractures.

4° Le diagnostic se fera par les signes spéciaux à chaque maladie et par l'aplatissement du pouce qui ne s'observe que dans la maladie de Parkinson.

5° Les autres déformations des mains sont faciles à reconnaître.

Paris. — Typ. A. PARENT, A. DAVY, succ., imp. de la Faculté de médecine, 52, rue Madame et rue Corneille, 3

EXPLICATION DES FIGURES

Fig. I. — Main droite de la malade citée à l'observervation III,
d'après un moule de la collection de M. le professeur
Damaschino.

Fig. II. — Main gauche, d'après un moule de la collection de M. le
professeur Damaschino.

Fig. III et IV. — Mains de la nommée F... (Stéphanie) [(obs. XII)
dessinées d'après nature par mon ami, M. Berbez.

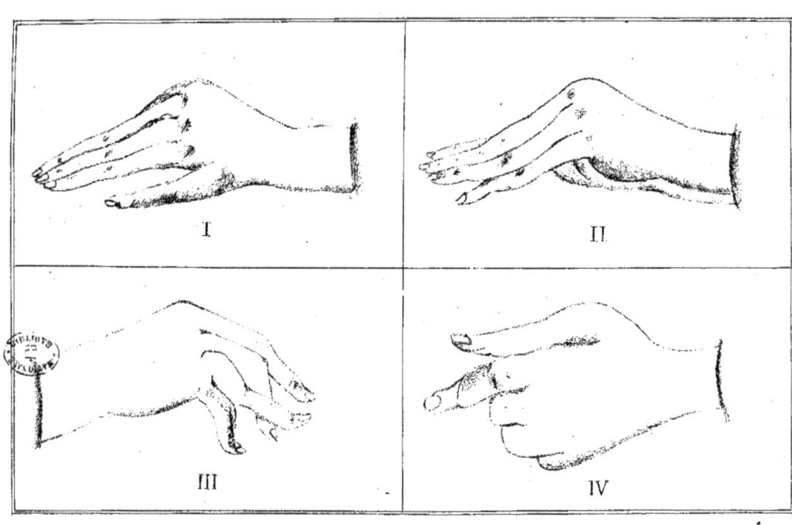

I
II
III
IV

9 782329 122878